UN MOIS

DE

CLINIQUE THERMALE

AUX

BAINS DE BERTHEMONT

(Alpes-Maritimes)

Nice. — Typ. de V.-Eugène GAUTHIER et Cᵉ, descente de la Caserne, 1.

UN MOIS

DE

CLINIQUE THERMALE

AUX

BAINS DE BERTHEMONT

(Alpes-Maritimes)

OU

BERTHEMONT

considéré comme

STATION THERMALE

et comme

CLIMAT DE MONTAGNE

PAR

LE Dr ARTIGUES

officier de la Légion d'honneur

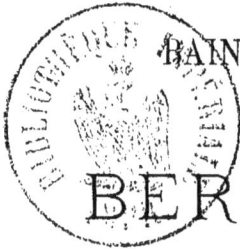

Amicus Plato.
Sed magis amica veritas.

NICE
IMPRIMERIE DE V.-EUGÈNE GAUTHIER ET COMPAGNIE
1869

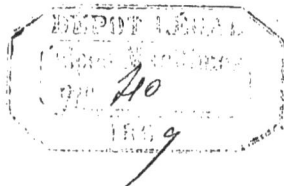

AVANT-PROPOS

—

J'ai séjourné un mois aux Bains de Berthemont (du 20 août au 20 septembre 1868).
Ce court séjour m'a permis de constater par
l'observation clinique, par le résultat thérapeutique le moins infaillible des résultats,
car il affirme ou dénie la guérison, l'efficacité de ces eaux et le prompt soulagement
qu'en retirent les malades, dont la cure est
conduite selon les bons principes de la médication thermale sulfureuse.

Voici ce qui s'est passé :

L'honorable médecin anglais, M. le docteur Dickinson, attaché à l'établissement de
Berthemont, attendait mon arrivée pour me
consulter sur l'état d'un malade qu'il se dis-
posait à envoyer aux hôpitaux de Nice.

Cet homme, le nommé Honoré Cornillon,
de Roquebillère, avait été pris, à la suite d'une
immersion prolongée dans l'eau froide,
d'un rhumatisme articulaire aigu généralisé,
qui, après s'être localisé pendant quelques
jours sur toutes les articulations des membres, les avait abandonnés brusquement pour
se porter avec une violence extrême sur
l'articulation radio-carpienne droite.

Quand je vis le malade, la main était affreusement gonflée ; un empâtement œdémateux en défigurait la forme ; j'estime
qu'elle devait peser au moins quatre kilog.;
tous les mouvements de pronation et de sa-
pination sont impossibles ; les os du carpe
et du métacarpe sont tuméfiés et la pression
révèle la présence d'une collection puru-
lente dans les gaines tendineuses. (1)

(1) L'empâtement œdémateux peut-être considéré
comme le symptôme réel de la présence du pus.

L'altération des traits, l'insomnie, des douleurs profondes persistantes et la fièvre complétent le tableau symptômatologique.

En présence de cet état si grave, je conseillais l'application du feu par la méthode transcurrente ; mais l'instrument manquait et en attendant qu'il me fût livré, je prescrivis, à *titre d'essai*, tous les deux jours, un grand bain d'eau minérale sulfureuse à 36° C., durée demi-heure ; deux bains de bras de dix à quinze minutes furent également ordonnés, chaque jour dans l'eau thermale, et à la sortie des bains la main et le poignet étaient enveloppés dans un cataplasme de glairine.

A l'aide de ce traitement, continué seulement pendant huit jours, l'amélioration fut tellement décisive, que, lorsque le cautère me fut livré au quatrième jour, l'application du feu était évidemment devenue inutile et ce fut à la continuation du traitement thermal sulfureux seul que j'eus recours pour amener la guérison.

Ce fait a produit une certaine sensation ; on en parlera longtemps dans le pays.

Jusqu'au jour où l'analyse des eaux de Berthemont aura été faite avec toute la préci-

sion qu'exige la science moderne, il m'est
permis de conclure de ce fait remarquable
que :

1º L'eau sulfureuse de Berthemont, d'une
température de 33º C., est une eau sulfureuse
dégénérée. Sans ce caractère de dégénéres-
cence, l'eau sulfureuse appliquée à une in-
flammation suraigüe aurait dû aggraver la
marche de la maladie au lieu d'en arrêter les
progrès et d'amener un amendement aussi
prompt.

2º Pour expliquer la résolution de l'épan-
chement purulent, on peut également ad-
mettre la présence dans cette eau sulfureuse
du brôme et de l'iode, ces deux fondants par
excellence.

Une analyse bien faite nous dira bientôt
ce qu'il faut penser de cette probabilité ?

Un fait d'un autre genre, mais tout aussi
intéressant, est celui de M. l'avocat M....,
très-honorablement connu à Nice.

Ce malade avait été envoyé aux eaux de
Berthemont pour un affaiblissement général,
dont la cause était mal définie ; on comp-
tait pour le remontement sur le double effet
de l'air vivifiant de la montagne et de l'action reconstituante des bains sulfureux.

L'air vivifiant n'avait pas tenu ses promesses et les bains sulfureux, pris sans direction médicale, n'avaient encore rien produit.

Quand j'arrivais à Berthemont, M. M... y était depuis plus d'un mois ; il se traînait avec peine, le moindre exercice l'exténuait ; le pouls était filiforme, et son visage pâle et amaigri portait l'empreinte d'un appauvrissement sanguin considérable ; aucune fonc- tion n'est sérieusement atteinte ; mais tou- tes languissent, tout paraît inerte dans cet organisme débilité.

Le voile du palais, l'isthme du gosier, le pharynx sont le siége de granulations con- fluentes. Comme signe évident de la conges- tion passive et de la tuméfaction du tissu pulmonaire, je trouve à l'auscultation, des deux sommets :

Une expansion vésiculaire à peu près nulle ; peu ou pas de crépitation du brise- ment de la voix.

En avant, au contraire, au niveau des lobes supérieures et moyens, il existe, des deux côtés, un emphysène vésiculaire parfaite- ment manifesté par l'augmentation de la so- norité à la percussion ; et à l'auscultation, par un expansion affaiblie et une expiration impossible.

En arrière, à l'état de dissémination, l'auscultation fait retrouver quelques noyaux d'induration, que M. Virchoff décrit sous le nom du cellules lymphatiques.

Nous sommes donc bien en présence d'une éminence tuberculeuse ; l'allanguissement de toutes les fonctions, la déperdition des forces s'expliquent par une hématose insuffisante.

Ayant acquis dans l'important service d'Amélie-les-Bains, dont la direction m'a été confiée pendant près de huit ans, une grande expérience des affections de poitrine soumises au traitement sulfureux, j'appliquais à ce malade la médication qui m'avait si souvent réussi à conjurer des états semblables ; des douches révulsives et des inhalations, dont le malade ignorait l'usage, furent conseillées et à l'aide de quelques verrées d'eau sulfureuse et de quelques adjuvants, tels que les badigeons au nitrate d'argent sur le pharynx, la teinture d'iode en applications externes, l'huile de foie de morue et surtout le sirop d'extrait sec de quinquina arsénié, j'eus la satisfaction de voir se produire en peu de temps une amélioration très-notable dans cet état si grave.

M. M... est aujourd'hui à Nice ; son amélioration se soutient ; ses nombreux amis le félicitent, et j'ai l'espoir d'arriver à une guérison radicale, si, comme j'y compte, ce malade consent à venir cette année tenter aux bains de Berthemont une nouvelle cure. Traitement :

Vingt bains sulfureux de 36° C., demi-heure de durée ;

Vingt douches révulsives sur les extrémités inférieures ;

Vingt inhalations et quelques verrées d'eau sulfureuse à doses graduelles et modérées.

Ma clinique thermale du mois comprend encore la guérison d'une dartre humide, tigrant la peau de toute la périphérie et s'étalant surtout au front et à la joue gauche en croûtes verdâtres d'un aspect repoussant.

Cette guérison a été acquise chez un jeune homme de la commune d'Aspremont, à l'aide de quinze bains sulfureux de 36° C., durée une heure, et de quelques verrées d'eau de la source Saint-Michel *(source Gavini)*, sans autres moyens adjuvants.

Douze bains ont également suffi pendant mon court séjour à Berthemont, à la guérison d'un rhumatisme goutteux localisé aux pouces des deux mains, et qui reparaissait avec gonflement et douleurs assez vives à chaque changement de temps, surtout quand le temps devenait humide et froid.

Dieu me garde d'écrire une réclame en faveur de Berthemont!... Je dis la vérité, et je la dis avec ce caractère de probité médicale, qui, dans mes écrits, a toujours été ma règle de conduite et contre laquelle aucune considération d'intérêt personnel ne saurait prévaloir.

J'ai été frappé des heureux résultats thérapeutiques des eaux de Berthemont sur les divers types de maladies, dont je viens de tracer l'histoire; la promptitude avec laquelle ces effets favorables ont été obtenus m'a également surpris beaucoup; mais le fait le plus curieux, et dont l'explication m'échappe encore, c'est l'amendement si radical survenu dans l'arthrite radio-carpienne suppurée du malade de Roquebillère.

En fait, les eaux sulfureuses, excitantes de leur nature, ne peuvent être employées que

dans les maladies dont la chronicité re-
monte au moins à dix-huit mois (instruc-
tions du conseil de santé des armées et de
l'Académie de médecine).

Avant cette époque, l'excitation produite
par l'eau sulfureuse ramène infailliblement
des retours à l'état aigu, que l'aggravation
de tous les accidents inflammatoires rendent
souvent très-dangereux. C'est là une vérité
que connaissent tous ceux qui ont pratiqué
les eaux, et qu'aucun médecin ne saurait
contester.

Comment se fait-il donc qu'une affection
dont l'invasion remontait à peine à un
mois, dont le caractère inflammatoire sur-
aigu était si évident, ne se soit pas aggravée
sous l'action excitante du traitement sulfureux, et qu'au lieu de l'aggravation terrible
qui était à craindre, ce soit un amendement
inespéré que nous ayons à enregistrer ?

Il y a là un problème thérapeutique d'une
haute importance, dont la solution intéresse
au plus haut point, et le monde médical, et
les malades !

Jusqu'à plus ample informé, c'est-à-dire
jusqu'à ce qu'une analyse exacte nous ait dit
la véritable composition des eaux de Berthe-

mont, je regarde ces eaux comme des sulfureuses dégénérées qui, analogues par leurs effets aux eaux sulfureuses d'Olette (Pyrénées-Orientales), jouissent comme elles du double privilège uniquement réservé aux sulfureuses dégénérées d'être également propres à guérison, ou à l'amendement des états aigus et des états chroniques.

Les écrits de Gioffredo, Fodéré, Risso, Durante, en un mot, de tous les auteurs qui ont tracé l'histoire des Alpes-Maritimes, démontrent que la réputation des bains de Berthemont s'est maintenue à travers les siècles. L'historien Durante, en parlant de ces eaux, dit :

« Il existait autrefois au vallon de Lanciou-
« res, à peu de distance de Berthemont, dans
« un endroit maintenant inhabité, des bains
« en pierre de taille, avec édifices attenant,
« dont on retrouve encore quelques restes,
« et qui portent tous les indices de la cons-
« truction romaine ; les eaux chaudes de
« ces sources se conservèrent longtemps
« en grande réputation pour la guérison des
« maladies d'atonie, de respiration, de sta-
« gnation d'humeurs et de stérilité.... Que
« l'on ne pense pas que ces sources salutai-
« res se soient perdues ? Elles existent enco-
« re aujourd'hui avec les mêmes propriétés

« qui les faisaient rechercher du temps des
« Romains. Il ne faudrait qu'un peu plus
« d'industrie, et d'amour du bien public
« pour les rendre de nouveau à l'usage des
« malades étrangers ou du pays qui ne
« manqueraient pas de les fréquenter pen-
« dant les chaleurs de l'été.

Risso, dans son *Histoire des Alpes-Mariti-*
mes (1826), mentionne ces quatre sources :

« Dans la vallée de la Vésubie, dit-il, aux
« vallons des Lancioures et de las Crotos,
« terroir de Roquebillère, sourdent à travers
« les fissures de Gneiss qui composent ces
« montagnes des sources minérales sulfu-
« reuses assez abondantes; elles sont em-
« ployées dans les affections chroniques
« des divers organes. »

Plus tard, Roubaudi, dans son ouvrage sur
Nice et ses Environs (1843), signale les caractères physiques de ces quatre sources :

« Les eaux de ces sources sont parfaite-
« ment claires et limpides, légèrement onc-
« tueuses au toucher; leur saveur est à peu
« près insensible; leur odeur, fort désagréa-
« ble, est analogue à celle des œufs couvés;
« si on les laisse quelque temps au contact
« de l'air, elles perdent presque toute leur
« odeur et un peu de leur limpidité; elles

« déposent un très-léger précipité blan-
« cheâtre, composé en grande partie de
« soufre hydraté que l'on peut aisément re-
« cueillir aux lieux où elles ruissellent ; exa-
« minées dans un grand réservoir, elles pré-
« sentent à leur surface un aspect oléagi-
« neux qui disparaît si la quantité d'eau est
« peu considérable. »

Par une lettre en date du 1ᵉʳ mars 1864, le
docteur Otto résume ainsi les analyses faites
à Turin par MM. les docteurs et professeurs
Cantù, Raggazini et Pazzini :

« Les eaux minérales qui jaillissent assez
« abondamment à Berthemont sont les unes
« sulfureuses, les autres furrugineuses. Par-
« mi, les ferrugineuses il y en a de chau-
« des et de froides ; une analyse faite dans
« les laboratoires de Turin par M. Pazzini,
« pour quelques sources, et par M. Rag-
« gazzini, pour quelques autres, bien quelle
« ait eu lieu, après que l'eau avait séjourné
« longtemps dans des bouteilles imparfai-
« tement bouchées, a cependant fait con-
« naître, dans les sulfureuses, de l'acide
« sulfydrique, et quelques sulfures, iodu-
« res et chlorures.
« Dans les ferrugineuses, la présence de
« l'oxide de fer et d'autres composés in-
« déterminés de fer, de chlorure et des
« traces de chaux.

« Il est hors de doute qu'au moyen d'une
« investigation aussi imparfaite, il n'é-
« tait possible que de découvrir les élé-
« ments les plus saillants, et que des
« recherches faites dans de meilleures
« conditions, ou mieux encore sur les
« lieux, ne manqueraient pas de faire con-
« naître l'existence d'autres éléments sa-
« lins à base de soude et de magnésie,
« etc., etc.

« M. le professeur Cantù, dont la mé-
« thode est si consciencieuse et si déli-
« cate, a amené M. Raggazini à la décou-
« verte de l'iode dans les eaux sulfureuses.

« Après son examen, il est d'avis que
« le brôme doit y exister avec l'iode [1]
« et le chlore. »

Ainsi des nombreux auteurs que je
viens de citer, aucun ne s'appuie, comme
je le fais moi-même, sur les manifesta-
tions de l'épreuve clinique. Cet élément
de conviction leur a manqué ; les uns
ont parlé d'après la tradition ; les autres
d'après les analogies de l'analyse chimique, mais aucun d'eux n'a expérimenté

---

(1) L'amendement si promptement survenu dans l'as-
thrine radio-carpienne suppurée du malade de Roquebillère m'avait déjà fait conclure a priori à l'existence de
ces deux fondans, par excellence, dans les eaux de Berthemont.

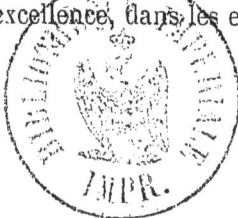

2

sur les malades, et le résultat clinique a toujours fait défaut.

Je laisse de côté les traditions et la chimie; son étude appartient à de plus savants que moi; si l'analyse chimique est une nécessité de la classification et des propriétés générales d'une eau minérale, l'observation des effets thérapeutiques est une condition non moins indispensable pour en déterminer les bonnes et utiles applications curatives. C'est donc au point de vue seul de la thérapeutique que je préconise les eaux minérales de Berthemont.

Bien que basées sur une expérience de quelques jours seulement, et sur un petit nombre de malades, les faits dont j'ai été témoin sont tellement concluants que mes convictions sont faites.

Je crois fermement au prompt et salutaire effet des eaux de Berthemont dans toutes les maladies de poitrine, dans les affections de la peau, dans les rhumatismes, les engorgemens chroniques, en un mot, comme le dit Durante, dans tous les cas « d'atonie, de stagnation d'humeurs » où il faut opérer un remontement quelconque, en donnant un coup de fouet à l'organisme.

Je crois à l'avenir de ces eaux; je crois que le département des Alpes-Maritimes, cette perle précieuse que l'Annexion a enchassée dans notre royaume, possède dans ses montagnes un centre d'attraction et d'assistance publique qui est destiné à devenir, lorsqu'un captage bien fait aura doublé le rendement de ses sources, le digne chef-lieu des établissements thermaux du sud-est de la France.

Je crois que Berthemont, tel qu'il est aujourd'hui, mérite l'attention du Conseil général et l'intérêt bienveillant du premier magistrat de ce département; je crois, en un mot, que, lorsque cette station sera bien connue et confortablement appropriée selon les exigences du temps présent, la vogue viendra à Berthemont et que cette vogue, basée sur de légitimes influences, tiendra vis-à-vis de tous toutes ses promesses.

L'avenir est donc à Berthemont; il y est à deux points de vue également intéressants : et comme station thermale sulfureuse, et comme séjour de montagne.

Les étrangers qui viennent à Nice, les malades à poitrine délicate qui, tous les ans, hivernent en si grand nombre sous notre ciel clément, seront, dans l'avenir, les hôtes habituels de Berthemont... Quand l'heure du départ aura sonné pour eux, au lieu d'aller chercher au loin et à grands frais ce qu'ils ont ici sous la main et à très-bon compte, la plupart voudront s'éviter les fatigues d'un voyage aux Pyrénées ou en Suisse, et se sentiront tout naturellement attirés vers ce creux de rocher, où l'été est si frais, les eaux si abondantes et si pures, la végétation si vivace, la vie si bonne et si unie, la tranquillité si profonde et la guérison si facile.

Quel est donc ce Berthemont qui vient ainsi, pièces en main, réclamer ses lettres de grande naturalisation parmi les stations thermales les plus importantes?

Hâtons-nous de le dire aux habitants de Nice qui seront heureux de savoir, une fois de plus, qu'il existe à côté de leur ville, déjà si privilégiée, des eaux sulfureuses qui, par leur composition et leurs effets, peuvent être comparées *aux eaux bonnes* des Pyrénées, aux *eaux d'Aix* en Savoie, et peut-être aux eaux du *Grau d'Olette?*

Disons-le aussi à l'autorité départementale, qui connaît très-bien l'importance de cette station thermale, et qui, en prévision de l'avenir qui lui est réservé, sera sans doute heureuse de seconder de sa bienveillance et de ses encouragements les efforts privés d'une puissante et énergique initiative, qui a déjà beaucoup fait pour le pays.

Disons-le surtout aux nombreux étrangers de toutes les nations, qui viennent passer l'hiver à Nice, et qui, l'été venu, peuvent trouver à leur convenance et à leur proximité, l'air vivifiant de la montagne et l'action reconstituante des bains sulfureux.

Nice, le 3 octobre 1868.

Dr ARTIGUES.

CHAPITRE Ier

—

HISTORIQUE ET TOPOGRAPHIE

« Il existe, dans la partie Nord-Est des Alpes-
« Maritimes, une vallée connue sous le nom de
« Haute-Vésubie, dont le climat, les productions et
« l'aspect général, n'ont rien de commun avec la
« partie méridionale.

« C'est en débouchant de l'étroit défilé de Lantos-
« que que le voyageur parti de Nice se trouve en
« présence d'un paysage tout à fait nouveau. Sans les
« quelques oliviers qu'il aperçoit comme des senti-
« nelles perdues au-dessous de La Bollène, et vis-à-
« vis de Roquebillère, il se croirait à cent lieues des
« pays du midi. Le lit verdoyant de la Vésubie, qui
« court du nord au sud, reçoit à droite et à gauche,
« mais à gauche surtout, le tribut des torrents qui

« fertilisent les riches coteaux, le long desquels
« s'étalent, à des hauteurs différentes, les villages qui
« deviennent de charmantes stations d'été pour
« ceux qui fuyent les chaleurs suffocantes de la zône
« maritime. » (1)

C'est dans les montagnes qui bornent au nord cette
magnifique vallée que se trouve, à dix lieues de Nice,
et à mille mètres au-dessus du niveau de la mer, la
station sulfureuse thermale de Berthemont ; elle est
assise dans une gorge étroite, au milieu des hautes
montagnes qui forment, vers Saint-Martin-de-Lan-
tosque, la ligne frontière du Piémont.

A l'égal de la plupart des stations minérales thermales de France et de l'étranger, Berthemont, tout
ignoré qu'il est aujourd'hui, peut invoquer, lui aussi,
le prestige d'une haute origine.

Il est certain, d'après tous les écrivains qui ont
tracé l'histoire des Alpes-Maritimes, que, dès l'an 261
de l'ère chrétienne, les eaux sulfureuses de Berthemont avaient déjà affirmé leur excellence thérapeutique par de nombreuses cures ,au milieu desquelles
l'histoire du pays enregistre avec orgueil celle de
l'impératrice Cornélie Salonine ; sur l'avis de ses mé-
decins de Rome, cette princesse était venue raffermir,
sous le ciel privilégié de Nice, sa santé affaiblie ;
mais les bains de Berthemont, dont on conseilla
l'usage à cette illustre malade, aidèrent plus encore

(1) Auteur anonyme.

que le magnifique climat de Nice à la reconstitution
de son organisme épuisé,

La double et puissante influence du climat et des
bains de Berthemont ralluma sa vie prête à s'éteindre
et l'impératrice recouvra sa santé.

Ce fait est attesté par l'historien Durante, qui cite
en témoignage les écrits d'Horatius et de Triverius
Pollio, deux historiens de l'époque. Il y a dans ce
fait un problème historique que les écrivains qui le
relatent auraient dû nous aider à résoudre ? Quels
furent les moyens de transport dont usa l'impératrice pour se rendre à Berthemont ? A-t-on trouvé
sur le parcours quelques vestiges de ces voies dont
les Romains, ces baigneurs ubiquistes, ont sillonné le
monde ? Est-ce en litière, est-ce en voiture, est-ce en
palanquin que s'est fait le transport ? Ces idées se
présentent naturellement à l'esprit de ceux qui savent
à travers quel affreux chaos de montagnes la route
actuelle a été tracée et par quels admirables travaux
mi partie faits par l'administration sarde, et par les
ponts et chaussées français, cette route a été conduite
au point où elle est aujourd'hui.

Dans sa reconnaissance, la puissante malade pro-
tégea les habitants de ces contrées et leur accorda,
entre autres bienfaits, la liberté de conscience et de
culte, les mettant ainsi à l'abri des persécutions de
Claudius, alors préfet de Nice, qui, la hache du bour-
reau à la main, les forçait à sacrifier aux idoles.

Il est donc bien certain que du temps des Romains,

comme aujourd'hui, l'heureux climat de Nice et les *eaux thermales sulfureuses de Berthemont, à Roquebillère,* très-renommées à Rome et dans toute l'Italie, d'après Durante, jouissaient d'une grande célébrité et attiraient déjà, dans cette contrée privilégiée, une grande affluence et les plus illustres malades de l'Europe.

En 1564, les thermes de Berthemont furent détruits de fond en comble ; de très-fortes secousses de tremblement de terre, accompagnées d'un bruit souterrain, qui ressemblaient à des décharges réitérées de grosses pièces d'artillerie, bouleversèrent toute la vallée et détruisirent en grande partie les villages voisins : Saint-Martin, Belvédère, Roquebillère. La Bollène, Lantosque, ressentirent les secousses de cet affreux tremblement. Rien ne fut épargné ; hommes et bestiaux furent ensevelis sous des monceaux de ruines ; le cours de la Vésubie resta longtemps obstrué ; une montagne de calcaire alpin se fendit et l'on vit sortir de ses flancs des flammes et des gerbes de feu, sans aucune éruption volcanique.

La contrée fut longtemps à se remettre de ces violentes secousses ; mais en 1663, grâce à la libéralité de Madame Royale, femme d'Emmanuel-Philibert, de nouvelles constructions furent faites sur les constructions romaines, et les bains reprirent leur vogue des temps passés. Ce sont ces constructions, dont on aperçoit encore les ruines, qui furent emportées par des avalanches de neige, vers la fin du siècle dernier.

Mais à quoi bon pousser plus loin ce luxe d'érudition posthume ? Berthemont ne veut dater que d'hier ; il renaît de ses cendres et sort de ses ruines, sous l'intelligente impulsion de son propriétaire actuel, M. Charles Bergondi, honnête industriel de Nice, qui, par ses seules ressources, a déjà doté la station de nombreuses appropriations indispensables à l'exploitation d'un grand service.

Si l'on veut se faire une idée exacte de l'étroite vallée, ou pour mieux dire, du défilé rétréci où coule le Spalliard, sur les berges duquel est situé l'établissement de Berthemont, il faut se représenter une gorge profonde, formée par trois grandes montagnes ; deux de ces montagnes marchent parallèlement de l'Est à l'Ouest, tandis que la troisième, véritable cluse transversale, clôture à l'Est la vallée, de manière à rendre de ce côté le passage à peu près infranchissable.

Les cîmes de ces trois montagnes, élevées de cinq à six cent mètres; décrivent sur le ciel un cirque immense, tandis que leurs rampes rapides, abruptes, à étages superposés, se rapprochent tellement par leurs bases, que c'est à peine s'il reste au-dessous de la maison des bains un étroit espace, obstrué de blocs erratiques, à travers lequel les eaux se frayent un passage, courant tantôt en nappe, tombant plus loin en cascades bruyantes ou disparaissant tout à coup sous les obstacles dont leur cours est semé.

Ces eaux sont fournies par trois torrents, dont le principal, le *Lanciores*, court du Nord au Sud; les deux

autres, le *Ferrichon* et *las Crotos*, de l'Est à l'Ouest,
se jettent à angle droit dans le Lanciores et donnent,
par leur réunion, naissance au Spalliard.

Il n'y a que les sites les plus favorisés de la Suisse
qui réunissent autant d'eau sur un si petit espace.
L'eau est ici partout ; elle est au-dessus de vos têtes
par un canal de dérivation qui, pris d'une grande
hauteur dans le Ferrichon, arrose tout le paysage ;
elle est à vos pieds, courant, serpentant à travers de
magnifiques pâturages, parsemés de blocs et de mon-
ticules gazonnées, au milieu desquels poussent, vigoureux et forts, le noisetier, le noyer, l'aulme, le
chêne, et le géant de cette végétation si vivace, le
châtaignier séculaire.

Tout cela est mouvementé, accidenté, d'une manière charmante ; c'est un magnifique parc admirablement disposé par la nature, auquel il ne manque
que la main de l'homme pour le gâter un peu ; c'est
un oasis perdu dans la montagne, plein de calme, de
fraîcheur, de lumière et d'ombre ; c'est une retraite
paisible dans laquelle la vie s'écoule heureuse et
tranquille, loin du bruit et des agitations du monde.

Chaque année, à l'époque des grandes eaux, le
Spalliard sort avec fracas de l'étroit défilé qui le res-
serre et, débordant à pleine vallée, submerge les bas
côtés de la rive gauche et longe à droite les hautes
falaises du plateau de Berthemont ; il en contourne
le sommet, et va, à quelques mètres plus bas, se jeter
dans les eaux de la Vésubie.

Le plateau de Berthemont, si connu dans l'histoire topographique et médicale des Alpes-Maritimes, a été formé au centre même de la vallée de la Haute-Vésubie entre Lantosque et Saint-Martin.

Il y a des siècles, un énorme éboulement se détacha du haut des montagnes et vint s'asseoir au fond de la vallée, au travers du lit de la Vésubie ; la queue de la monstrueuse avalanche, obéissant à une halte éternelle, resta adossée à la montagne, formant ainsi le trait-d'union entre le point de départ et le point d'arrivée de l'éboulement ; cette masse de terre, arrêtée de front par l'obstacle vertical de la montagne opposée, s'aplatit, s'évasa de droite et de gauche en empiétant sur le lit des torrents latéraux le Congue et le Spalliard. L'action dissolvante du temps et des eaux creusa les flancs du plateau, et finit par les convertir en berges très-hautes, tandis que la Vésubie, reprenant son cours, démolissait la tête, c'est-à-dire le sommet de l'immense triangle dont le plateau offre l'exacte configuration.

C'est cette motte gigantesque, c'est cette presqu'île montagneuse sur laquelle on a défriché, cultivé et bâti, que l'on appelle le plateau de Berthemont : de la base à son sommet, la longueur du triangle mesure de 4 à 6 kilomètres, tandis que les côtés, se retrécissant à angle aigu, le sommet du triangle est à peine de 200 à 250 mètres.

Quelques villas d'habitation existent sur le plateau au milieu des grands arbres qui les ombragent ; on y cultive le blé, le maïs, le chanvre.

La culture des arbres à fruit y est très-importante et fait chaque année de nouveaux progrès : le pommier, le poirier, le prunier, le cerisier croissent partout : l'abricotier, le pêcher, l'amandier et le figuier réussissent dans les parties les plus chaudes du plateau.

Rendre son accès facile eût été comme le couronnement de tous les priviléges que la nature a prodigués à ce coin de terre.

La station thermale gagnerait, elle aussi, considérablement si ce plateau, abordé par une route carrossable, se couvrait de nombreuses habitations.

Je le répète, le vallon où est situé l'établissement thermal est très-étroit ; ses rampes rapides et ses étages superposés ne laissent pas un développement suffisant pour la création d'habitations nombreuses et confortables, et cependant il est bien évident que l'avenir des thermes de Berthemont n'est possible qu'à la condition de grouper autour de lui de nombreux abris. Puisque le terrain manque dans le vallon des thermes, c'est sur le plateau qui se trouve à peine à 500 mètres en aval de l'établissement thermal que l'on doit bâtir. Le terrain est admirablement disposé pour cela.

Il y a quelque temps, on avait essayé de former, dans ce but, une société en commandite. Les capitaux n'osèrent pas s'aventurer alors ; mais peut-être seront-ils plus hardis. Du jour où le plateau sera abordable, la spéculation s'emparera des terrains qui sont encore à très-bas prix, chacun voudra bâtir, comme on bâtit aujourd'hui à Nice, et le mouvement de rénovation s'opérera activement. Est-ce un rêve ?... Je ne le crois pas. Avant peu, le plateau offrira aux spéculateurs bien avisés une rénumération largement suffisante pour les capitaux qu'ils voudront y engager.

L'avenir de l'établissement thermal et l'intérêt du département sont ici d'accord.

Créer sur le plateau de Berthemont des abris convenables et des communications faciles, voilà le moyen de fixer ici les étrangers en leur offrant les bienfaits d'un traitement sulfureux et les bénéfices d'un séjour d'été dans la montagne.

Le département des Alpes-Maritimes a de grandes ressources à utiliser à Berthemont ; aujourd'hui, par la difficulté des communications, une source de richesse pour le pays reste à peu près improductive. Rendez-lui la prospérité ; rien n'est plus facile.

La route en cours d'éxécution de Nice à Saint-Martin-Lantosque vient de livrer sa dernière section, qui s'arrête au Spalliard, juste au pied du plateau. Coudez sur cette route un embranchement ; trois ou quatre kilomètres suffiront. Vous aurez dès-lors deux moyens d'arriver sur le plateau : soit que le tracé se fasse sur la rive gauche pour aller directement aux thermes et délà sur le plateau ; soit, ce qui me semble bien préférable, que l'embranchement parte des culées de la rive droite du pont qui sera jeté sur le Spalliard et traverse tout le plateau pour arriver aux thermes.

Ce travail de trois à quatre kilomètres sera facile et peu dispendieux. Si l'hésitation est possible pour le choix du tracé, elle est du moins impossible quant à l'urgence de la route à faire ? En présence des grands intérêts à garantir, la nécessité de ce travail s'imposera, je l'espère, à l'esprit de tout le monde.

Puisse cette idée, que je crois juste, être jugée digne de subir à sa première session le contrôle du Conseil général du département !

CHAPITRE II

———

DU PLATEAU DE BERTHEMONT CONSIDÉRÉ COMME SÉJOUR
DE MONTAGNE

Le séjour des montagnes imprime à tous les organes de l'économie des modifications physiologiques tellement importantes, que, non-seulement la constitution physique des montagnards, mais aussi leur caractère moral se trouve en robusticité et en énergie bien autrement raffermi que chez l'habitant des plaines.

Leur constitution robuste et vigoureuse leur permet de supporter, sans être épuisés, les rudes travaux que leur impose un sol rebelle à la culture et un climat sévère. Leur énergie est indomptable ; et c'est parmi les montagnards honnêtes et dévoués que l'on rencontre surtout ces hommes à forte trempe, qui respectent la foi jurée et savent le mieux défendre la patrie et se sacrifier pour elle...

3

Cette puissante organisation physique et morale ne dépend pas seulement de la vie âpre et dure à laquelle ils sont faits ; elle vient aussi de l'atmosphère tonique et vivifiante qu'ils respirent.

Le séjour des montagnes donne, en effet, au système nerveux une stimulation plus grande, facilite la respiration, régularise la circulation et rend la digestion plus prompte et plus complète.

D'où résulte la conséquence toute naturelle que toutes les maladies de langueur, les convalescences difficiles, les hommes énervés et affaiblis, doivent obtenir une grande amélioration dans leur état de souffrance, en changeant, l'été, l'atmosphère lourde et brûlante des lieux bas contre l'air vif et sec des hauteurs.

Nous nous perdrions dans des détails infinis si, au lieu de synthétiser par le mot *climat* les différents facteurs météorologiques qui concourent à ce magnifique résultat, nous cherchions la valeur propre à chacun d'eux.

Il nous faudrait étudier séparément les conditions de l'altitude, qui, on le sait, rend la température plus froide et l'air moins dense, à mesure que l'on s'élève.

Calculer les effets de cette densité de l'air, plus ou moins grande aussi, d'après les degrés de la pression barométrique.

Tenir compte de la sécheresse ou de l'humidité des lieux élevés, dépendant surtout de l'exposition et de la configuration du sol, de la constitution géologique, de son aridité ou de sa culture.

Enfin, il faudrait aussi parler de l'état électrique de l'atmosphère et de la fréquence des orages dans les régions montueuses ; signaler ce que l'observation affirme, savoir : que la répartition de l'électricité dans les montagnes est en proportion décroissante avec la hauteur des lieux, et que, dans les montagnes, la zône moyenne de 1,000 à 1,200 mètres d'élévation, est celle où les orages sont les plus fréquents, parce que c'est ordinairement à cette hauteur que s'accumulent les nuages, arrêtés qu'ils sont dans leurs courses à travers les couches supérieures de l'atmosphère.

De l'application de ces généralités au plateau de Berthemont, considéré comme séjour de montagne, il découle des lois physiques qui, sans être rigoureusement exactes, peuvent du moins paraître suffisantes, car elles sont généralement admises :

1° La température diminue à mesure que l'on s'élève ; la proportion décroissante est de 1° C pour 166 mètres d'élévation ; or, comme le plateau de Berthemont est à 1,000 mètres au-dessus de Nice, il résulte au moins 4° C de différence dans la température estivale des deux localités ; quand, dans les fortes chaleurs de l'été, le thermomètre marque 28° C ou 30° C à Nice, d'après la loi que je cite et qui peut être considérée comme une MOYENNE EXACTE pour l'ensemble des Alpes, à Berthemont, le degré de chaleur ne dépasse pas 24° C à 26° C. C'est là un fait que toutes les observations météorologiques confirment et qui a son importance. Il précise la part exacte du bénéfice acquis au séjour de la montagne relativement à la température.

2° Tout le monde sait que la pression barométrique diminue à mesure que l'on s'élève : c'est là un fait normal permanent et toujours proportionnel à la hauteur absolue de la localité qui sert de point de comparaison. Cette loi est invariable et s'exerce en dehors des conditions topographiques, quelles qu'elles soient.

Au bord de la mer, à zéro mètre d'élévation, la hauteur du baromètre est de 760 millimètres, et le poids dépendant de cette pression barométrique, supporté par le corps humain, est évalué avec une grande précision à 15,500 kilogrammes.

La conclusion à tirer est facile. Si, au bord de la mer la pression barométrique charge le corps du poids énorme de 15,500 kilogrammes, à Berthemont la colonne qui a 0 de hauteur est de 760 millimètres, ne sera plus que de 670^m 5 millièmes, et la pression supportée aura perdu, par l'élévation de 1,000 mètres, 1,815 kilogrammes.

Avant d'étudier la part que doit avoir sur nos fonctions physiologiques cette légèreté relative de l'air, disons que les perturbations que ressent notre corps des variations les plus extrêmes de la colonne barométrique ne sont jamais bien péniblement supportées.

Les ressorts de notre machine humaine sont ainsi

faits, qu'ils peuvent se plier aux modifications les plus inattendues.

Ceux qui, en ballon, ont atteint la limite extrême de 7,000 mètres, en dehors du froid et de la sécheresse de l'air, n'ont pas éprouvé de sensations plus pénibles, bien que la hauteur barométrique ne soit plus à cette hauteur que 315 millimètres, que les ouvriers mineurs qui supportent souvent une pression double, triple et même quadruple de celle à laquelle leur corps est ordinairement soumis.

3° Le plateau de Berthemont, situé à 1,000 mètres se trouve, par conséquent, dans la zône moyenne que nous avons dit être plus humide et chargée de plus d'électricité que les régions supérieures et inférieures ; l'état hygrométrique y est, en effet, très-prononcé, et la tension électrique, plus considérable, s'y traduit par la fréquence des orages et des pluies. Alors que les stations estivales de la Suisse, plus élevées, conservent leurs malades, il arrive tous les ans que ceux qui viennent séjourner à Berthemont sont obligés de descendre vers le 20 septembre, par suite des orages et des pluies abondantes qui marquent l'équinoxe d'automne.

Ainsi caractérisé, le climat de Berthemont me semble convenir à une station alpestre des plus salubres.

Tout s'y trouve réuni : élévation moyenne, abri parfait, végétation superbe, beaux ombrages, eaux vives, abondantes et pures : tels sont les avantages du plateau de Berthemont. Nous hâtons de tous nos vœux le moment où un établissement en vue des malades s'élèvera dans l'air pur et tonique de la Haute-Vésubie.

Comment l'air de la montagne modifie-t-il favorablement la santé de ceux qui souffrent?

Malgré l'abaissement du poids de l'atmosphère qui, on l'a vu, est déjà considérable (1,815 kil.), il ne surviendra à la hauteur de 1,000 mètres, dans les grandes fonctions de la respiration et de la circulation, aucun des désordres graves que l'on observe à des hauteurs plus considérables. Ces fonctions, au contraire, gagneront en énergie et en régularité. La respiration, au contact d'un air moins dense, prendra plus d'amplitude et deviendra plus profonde. Une sensation de bien-être accompagnera cette activité de l'inhalation; et au lieu de l'atmosphère lourde et étouffante des plaines, on sentira circuler en soi un fluide plus léger, plus subtil, plus vivifiant. D'où vient donc cette sensation de bien-être?

Ce n'est pas évidemment à une proportion augmentée d'oxigène, puisque nous savons que la densité de l'air diminue à mesure que l'on s'élève. Est-ce à la température plus basse de ce fluide, qui redonne du ton et de la vigueur aux organes relâchés et affaiblis par l'air plus chaud de la plaine? Tout dépend-t-il, au contraire, de la circulation plus active de l'air dans les lieux élevés? Ou bien l'air des hauteurs possède-t-il une qualité insensible aux instruments de physique, mais qui, par ses effets certains sur l'innervation, active la fréquence de la respiration, augmente l'expansion du thorax et rend la sanguinification plus riche et plus active, en jetant dans un temps donné plus d'air dans les poumons [*].

Souvent des personnes disposées aux congestions actives ne peuvent séjourner dans l'air raréfié des montagnes à la hauteur de 12 à 1500 mètres, sans y éprouver de graves hémotphysies ; ces accidents ne sont pas à craindre sur le plateau de Berthemont. De même que la respiration, avons-nous dit, prendra plus d'amplitude, le pouls deviendra plus calme et plus régulier ; une sorte d'équilibre s'établira entre la circulation veineuse et la circulation artérielle, et un soulagement marqué sera le prompt résultat de leur séjour dans ce lieu à élévation moyenne.

L'air de la montagne donne aux forces musculaires une impulsion vraiment extraordinaire. J'ai vu des malades affaiblis pour lesquels le moindre exercice était une fatigue ; faire, après un court séjour dans la montagne, de grandes courses, sans se plaindre de lassitude. Cet effet de reconstitution des forces est surtout marqué sur les convalescents de fièvres paludéennes, sur les femmes hystériques, les enfants débiles, chétifs et lymphatiques, les hommes épuisés par les travaux, les hypocondriaques.

(*) Cette opinion paraît être celle de M. le Dr Lombard, de Genève. C'est dans son ouvrage sur les *Climats de Montagne* (Genève 1853, Joël et Cherbulier, éditeurs) que j'ai puisé la plupart des notions consignées dans ce chapitre.

On mange énormement dans la montagne et l'on digère bien tout ce que l'on y mange. Les forces digestives languissantes, les cas d'inappétence, de dyspepsies s'y modifient très-vite ; l'appétit se régularise et devient très-vif et la prompte assimilation qui résulte de l'intégrité de la digestion concourt, pour sa bonne part, au retour et à la réparation des forces.

De la stimulation plus grande donnée aux centres nerveux et à leur dépendance, par le climat de la montagne, il résulte pour l'individu une impressionnabilité toute différente; on s'y aguerrit très-vite contre les variations de la température ; et les sensations du froid, du chaud, du sec et de l'humide sont beaucoup moins péniblement ressenties dans les lieux élevés qu'ils ne le sont par ceux qui habitent la plaine, de telle sorte que les personnes, même très-délicates, peuvent séjourner longtemps en plein air sans qu'il en résulte un danger ou une sensation fâcheuse.

De toutes les considérations qui précèdent, il se dégage que le plateau de Berthemont, comme séjour de montagne, sera d'un grand secours dans les maladies chroniques, les affaiblissements organiques, dans lesquels l'indication majeure est de rendre la nutrition plus complète et plus active; en un mot, dans tous les cas où l'affaiblissement se lie à un appauvrissement du sang, à des digestions difficiles, à une hématose insuffisante.

Il arrive souvent que l'on gorge d'huile de foie de morue, de lait d'ânesse, de sirops iodés, des adultes, garçons ou filles, que l'on croit poitrinaires, mais qui ne le sont pas. Atteints de cette chlorose avec toux et essoufflement qui simule, en effet, les symptômes prodominaux de la phthysie pulmonaire, hâtez-vous d'abandonner toute médication pharmaceutique. Vous n'arriveriez à rien. Placez, au contraire ces intéressants malades, sous l'influence à la fois sédative et vivifiante des hauteurs moyennes (1000 à 1200 mètres) et je vous promets un prompt et salutaire effet.

Il débarque journellement à Marseille des militaires venant d'Afrique atteints de cachexie paludéenne ; leur teint est décoloré, leur visage est bouffi, et leurs membres infiltrés les soutiennent à peine ; tout en eux porte l'empreinte d'une profonde détérioration. Ils vont en convalescence : quelques-uns meurent en route avant d'avoir pu rejoindre leurs pays, les autres, en plus grand nombre, arrivent chez eux. Mais là à charge à leurs familles, habitant souvent des localités basses et humides, ils ne trouveront pour remonter leurs forces que des abris insuffisants, une nourriture peu réparatrice, une hygiène détestable. Pourquoi ne pas les arrêter en route sur les hauteurs des Alpes-Maritimes ?

« S'il est un remède éprouvé sous toutes les lati-
« tudes, c'est, sans contredit, le séjour des hauteurs :
« des milliers d'Européens, qui n'auraient pas tardé à
« succomber, s'ils eussent prolongé leur séjour au
« milieu des effluves marécageux de l'Afrique, de

« l'Asie ou de l'Amérique, ont recouvré leur santé
« en se transportant sur les montagnes. On les
« trouve partout sur les hauteurs au Brésil ; sur les
« versants de la Table, au cap de Bonne-Espérance,
« sur la côte occidentale de l'Afrique, et jusque sur
« les plateaux de l'Hymalaya, où le gouvernement
« anglais a établi des *sanatoria* ou lieux de convales-
« cence pour les malades de son armée. » [1]

Le gouvernement français ne pourrait-il pas faire
pour nos soldats d'Afrique ce que le gouvernement
anglais fait, avec le plus grand succès, pour les malades de ses nombreuses colonies ? Si jamais cette idée,
patronnée par des gens plus puissants et plus auto-
risés, venait à germer, il ne saurait trouver pour les
malades de l'armée d'Afrique une meilleure *sanatoria*
que le plateau de Berthemont : exposition, abri, élévation moyenne, végétation magnifique, eaux abondantes et pures, tout se trouve réuni là pour réaliser un
campement admirable. Sans compter le voisinage des
eaux sulfureuses dont l'action tonique et reconstituante deviendrait un puissant adjuvant pour l'air
libre et vif de la montagne.

L'installation d'un camp sur le plateau de Berthemont n'impliquerait qu'une très-faible dépense. Cette
dépense serait, du reste, largement compensée par
la diminution des frais de route accordés aux malades qui vont en convalescence. Si quelques-uns de

(1) Bondin, *Traité de Statistique et de Géographie Médicale*,
cité par Lombard, de Genève, page 126.

ces malades, par suite des ressources et des conditions hygiéniques qu'ils y trouvent, gagnent à voir leur état grave confié aux soins affectueux de la famille, il ne faut pas se faire d'illusions : le plus grand nombre, au contraire, s'y trouve dans des conditions tellement misérables, que leur état s'aggrave et empire à tel point, que leur famille et eux-mêmes sont obligés d'accepter avec bonheur, et comme une consolation et une suprême ressource, leur refuge dans l'hospice le plus voisin !... Il suffit d'avoir un peu pratiqué l'armée pour être frappé de la vérité de ce que j'avance là. Les maux de nos militaires, convalescents, les pénibles péripéties par lesquelles ils passent avant d'être mis dans de bonnes conditions et avant d'arriver à une hygiène convenable, tout cela constitue un tableau beaucoup moins brillant et moins gai que ne le serait celui d'un campement dans le grand air vif et tonique du plateau de Berthemont ; ce que nos malades gagneraient à continuer à vivre sous le régime d'une discipline paternelle, est incalculable ; tout alors serait prévu, ordonné ; rien ne serait plus laissé au hasard, et nos malades libres d'allures, quoique soumis à une surveillance incessante, seraient toujours sûrs, d'ajouter au bénéfice de leur séjour dans la montagne une nourriture abondante et régulière, de bons abris et des exercices gradués selon leurs forces. Nul doute que le remontement ne s'opérât très-vite sous de telles conditions. Ceux à qui elles seraient insuffisantes trouveraient, je le répète, dans le voisinage des eaux sulfureuses la possibilité de suivre un traitement thermal efficace et promptement reconstitutif.

Je crois inutile de développer plus au long cette idée neuve. Elle mérite que l'on s'y arrête : il est certain que le séjour de la montagne est une ressource thérapeutique jusqu'ici trop négligée, et mon idée si simple ferait son chemin, si elle avait l'heureuse chance d'être patronnée par l'autorité supérieure qui préside aux destinées de ce département, et par les officiers généraux de la division et de la subdivision, si bienveillants et si soucieux des véritables intérêts de l'armée !

Je ne terminerai pas ce chapitre sans parler d'un autre bénéfice bien précieux, acquis au plateau de Berthemont, comme climat de montagne. Rien ne peut combattre la scrofule avec plus d'avantage que le séjour d'été sur ce plateau, plein de culture, de lumière et d'ombre, bien aéré et si bien exposé. Je préférerais de beaucoup envoyer les maladies de cette nature se modifier sous cette salutaire influence, que de laisser les malades séjourner l'été à Nice, sous le prétexte d'y prendre les bains de mer. Ces bains ne sont pas également bien supportés par tous les enfants malingres ; leur vitalité peu énergique, leur système nerveux affaibli, la pauvreté de leur sang, les rend très-impressionnables à l'action du froid. L'immersion dans l'eau de mer, quelque courte quelle puisse être, les fatigue ; la réaction n'a pas lieu, ou se fait mal, et j'ai vu beaucoup d'enfants, de femmes et d'adultes, dont l'état s'était aggravé par l'usage intempestif des bains de mer.

En envoyant, au contraire, les malades à la montagne, on ne s'expose pas à faire fausse route ; les fonctions allanguies ne tardent pas à s'activer ; l'appétit se ranime et l'amélioration arrive comme par enchantement. En un mot, malgré le bénéfice incontestable que retirent, en général, les constitutions scrofuleuses du voisinage de la mer, l'été de Nice étant trop chaud et l'air marin n'y soufflant alors que par des bouffées énervantes, je préfère le séjour de la montagne, à une hauteur de 1,000 à 1,200 mètres, à l'habitation sur les bords de la mer. Dans l'été, les malades s'y affaiblissent par des sueurs profuses ; ils se fortifient, au contraire, dans l'air tonique de la montagne.

Il est juste, il est convenable de dire que les avantages incontestables d'une magnifique station d'été qu'offre le plateau de Berthemont, quelques villages de la Haute-Vésubie les offrent également ; mais, selon moi, à un moindre degré. Pour ménager les intérêts rivaux, très-chatouilleux d'ordinaire, j'explique ma préférence :

Le plateau de Berthemont est admirablement situé ; élevé de cinquante mètres environ au-dessus du cours de la Vésubie, il court du nord au sud en pentes très-douces, sur une étendue de quatre à six kilomètres, il s'ouvre sur la vallée par une large échappée de vue, qui permet d'en suivre au loin les aspects variés et les gracieux contours ; il est couvert à l'ouest par les hauteurs si belles de la Malouna couvertes de pins et de mélèzes ; à l'est, par celles qui couvrent l'établissement thermal ; et derrière lui la montagne, qui le porta dans ses flancs, il y a quelques milliers d'années, le protége comme une bonne mère contre les vents du nord.

Tout cet espace si bien abrité est boisé, aéré, insolé et arrosé de manière à constituer un ensemble hygiénique que les autres stations ne possèdent pas à un égal degré. Dans cette situation, tout est à créer, les routes sont à faire ; mais que l'impulsion soit donnée et l'on verra le plateau, accessible aux voitures, se couvrir bientôt de nombreuses villas et de beaux châlets, parfaitement confortables, ce qui vaudra mieux que les efforts tentés dans les autres villages. Nous verrons bientôt ce que sont ces efforts : Ainsi, la situation précaire du plateau de Berthemont, manquant aujourd'hui d'accès facile et d'abris suffisants, mais restant toujours admirablement disposé pour une magnifique station d'été, est précisément pour moi la garantie de son avenir prochain [1].

La station d'été sur le plateau et l'établissement

---

(1) A l'instant, j'apprends que la belle et vaste habitation que M. l'avoué Cardon possède sur le plateau est louée par un maître d'hôtel de Nice, qui va y établir, pour cet été, une pension très-confortable. Voilà le mouvement ascensionnel qui commence, soyez sûr qu'il ne s'arrêtera pas là.

thermal se compléteront ainsi l'un par l'autre, et ou-
vriront au département des Alpes-Maritimes une
nouvelle source de richesse et de prospérité.

Disons un mot des stations voisines :

La Bollène est de toutes ces stations celle qui fait
le plus pour attirer la colonie étrangère. Les maisons sont propres et sa situation, bien choisie, est
hygiénique, bien qu'elle soit moins abritée que le
plateau de Berthemont. L'hôtel de Paris, nouvelle-
ment construit et quelques maisons particulières
offrent des ressources convenables à l'installation
des étrangers.

Un homme considérable de Nice vient d'y faire
construire, sous les ombrages des grands chataigniers,
une charmante habitation dans laquelle sa famille se
hâte de s'abriter l'été.

Je ne parle que pour mémoire de Belvédère. Les
dehors de ce village sont ravissants. C'est de toute la
vallée celui qui jouit de la vue la plus large. Sa situation pittoresque est charmante, mais la verdure luxu-
riante qu'arrose et fertilise l'eau de la Gordolasque,
les riches coteaux tapissés de forêts qui dégagent
dans l'air de toniques parfums, contrastent péniblement avec son intérieur affreusement sale, où il
n'existe pas une seule maison qui soit habitable.

Lantosque, situé sur la Vésubie, n'est pas mieux
partagé. Il manque d'habitations propres et salubres ;
mais il a dans son voisinage un ancien couvent qui
abrite l'été quelques rares émigrants de Nice, à la con-

dition qu'ils porteront avec eux la literie et les choses les plus indispensables.

La position de Saint-Martin-Lantosque est superbe. Au milieu d'un grand cirque constitué par l'élargissement de la vallée de la Haute-Vésubie. Cette petite ville de 2,000 âmes, s'étalant en amphithéâtre, respire l'aisance et la gaîté ; le soleil l'inonde de lumière ; l'air et l'eau circulent librement dans la vallée largement ouverte, la campagne est riche et riante, et les nombreux filets d'eau qui se croisent, se séparent, se réunissent, donnent aux prairies qu'ils arrosent une vigueur surprenante, et à l'atmosphère une fraîcheur qui tempère les ardeurs de l'été.

Les étrangers ont trois moyens de se fixer ici : ils peuvent se caser à l'hôtel de Paris, où ils trouveront à vivre à bon compte ; louer en ville des maisons particulières à des prix très-raisonnables, ou bien encore, ce qui est préférable, habiter dans les meilleures conditions d'hygiène les villas disséminées dans la campagne.

Jusqu'au jour où le plateau de Berthemont sera couvert d'habitations, Saint-Martin, par sa position topographique, la variété de ses sites, la richesse de son territoire et le nombre des logements convenablement disposés pour les étrangers qui ont besoin de santé et de repos, sera, à juste titre, la station d'été la plus en vogue.

CHAPITRE III

—

Dans un site très-agreste, sur un des nombreux étages qui dominent le Spalliard, gâve torrentueux, dont on peut suivre au loin, par des sentiers habilement ménagés, les gracieuses cascades et les aspects pittoresques, M. Ch. Bergondi a construit un chalet, qui offre, en miniature, toutes les dépendances d'un grand établissement.

Deux étages et un rez-de-chaussée sur un développement de 30 à 35 mètres de façade, composent tout l'édifice. Le rez de-chaussée est occupé par la salle à manger assez spacieuse pour que quarante convives s'y trouvent à l'aise sur une table en fer à cheval. Un guichet pratiqué dans le mur fait communiquer cette salle avec la cuisine, dans laquelle un chef émérite prépare une nourriture saine, propre, variée et assez abondante pour satisfaire les exigences dévorantes d'un appétit sur-activé par l'air vif de la montagne.

4

A côté de la salle à manger, un tout petit salon de conversation confine à la salle de jeu, au milieu de laquelle un billard dont les procédés ne sont peut-être pas irréprochables, étale son tapis vert-rapé. Des tables de jeu sont autour et alternent avec le billard pour offrir aux pensionnaires les seuls amusements en usage dans l'établissement. Un piano ferait mieux leur affaire ; c'est une lacune à remplir.

Au premier et au deuxième étages sont, je ne dirai pas les appartements, mais les modestes chambres destinées aux baigneurs, — modestes chambres, en effet, dont le luxe est exclu.

Un lit en fer avec sommier-élastique (1), une commode en bois de noyer avec son trumeau, un lavabo sur son trépied, quelques chaises et une table en bois blanc, où l'on écrit aussi bien que sur un bureau d'ébène, telle est la simplicité primitive du mobilier de Berthemont. Mais si le confort des habitations luxueuses est exclu de la montagne, on y trouve, en revanche, ce que Nice ne saurait donner : un air pur et vif, de beaux ombrages, un appétit et une digestion qui disposent à l'indulgence, et une tranquillité parfaite.

Une promenade de 250 mètres tracée sur les flancs de la montagne, au milieu d'une magnifique végétation, conduit à l'établissement thermal.

Cet établissement se compose d'un sous-sol et d'un rez-de-chaussée.

_____

(1) Je ne promets pas qu'il y en ait dans tous les lits.

Dans le sous-sol sont : la piscine natatoire, les inhalations et la salle des douches. Cette dernière est munie de tout l'attirail usité dans les meilleurs établissements.

Douches pleines ou en arrosoir, en pluie, en ceinture ou en jeton ; tout y est bien disposé, et ne demande qu'à être employé utilement.

Au rez-de-chaussée, huit baignoires en zing et six cabinets, précédés d'une salle d'attente, constituent tout l'appareil balnéaire, appareil très-suffisant aujourd'hui pour la clientèle de Berthemont, mais susceptible d'être agrandi si cette clientèle venait à augmenter. Le service balnéaire se fait bien ; les baignoires sont bien tenues et le linge, que l'on donne à profusion, est blanc, bien séché et très-propre.

Les bains sont alimentés par six sources thermales sulfureuses, dont le captage, fort incomplet, selon moi, fournit pourtant par jour 136 mètres cubes d'eau, dont la température varie de 28° C. à 33° C. Avec un meilleur captage, on doublerait le rendement des sources et on arriverait probablement à élever beaucoup leur thermalité. La quantité d'eau sulfureuse obtenue aujourd'hui est, du reste, très-suffisante pour un établissement thermal de premier ordre.

En effet, si chaque mètre cube donne en moyenne quatre bains, 136 mètres cubes d'eau fourniront par jour 376 bains sulfureux (1).

(1) Calculs consignés dans un Mémoire présenté à la Société Médicale de Nice, par le docteur Pollet, in-8°, 1865.

Quand on pense à tout le bien que ces eaux peuvent produire, et que l'on est aussi convaincu que je le suis de leur efficacité, il y a vraiment à s'affliger de voir se perdre sans aucune utilité, et en si grande quantité, un médicament si précieux !

Ces sources sulfureuses ont pour principe minéral fixe le sulfure de sodium, ce qui leur donne une analogie évidente avec les sources sulfureuses des Pyrénées, d'Enghien, d'Allevard, d'Aix en Savoie, etc.

Trois sources sont ferrugineuses. Leur eau est inodore, avec une légère sensation de stypticité. Beaucoup de malades anémiques la boivent pure ou coupée avec du vin.

Enfin, une source, provenant des hautes montagnes voisines, donne une eau abondante très-fraîche, limpide, légère et fort agréable à boire.

Voici, pour mémoire seulement, la dernière analyse des eaux sulfureuses, faite par M. Roubaudi.

Pour chaque deux litres, M. Roubaudi a trouvé :

Fluides aëriformes

Gaz acide sulfhydrique)
Gaz acide carbonique } quantité indéterminée
Gaz   azote)

Matières fixes

Sulfure de sodium.	00 6
Chlorure de sodium	00 5
Sulfate de soude . . . . . . , ...	00 10
Sulfate de chaux	00 4
Silice.	00 5

La quantité de résidu salin que ces eaux fournissent

par l'évaporation jusqu'à siccité est si petite, qu'elle
n'a pas permis à M. Roubaudi d'y reconnaître la présence de l'iode ; mais ce corps y existe, ainsi que
l'affirment MM. les professeurs de l'Université de
Turin, qui, en outre de l'iode, y ont trouvé aussi,
— comme nous l'avait fait déjà pressentir le résultat
inespéré obtenu sur le malade de Roquebillère, —
le brôme et le chlore.

L'analyse des eaux de Berthemont est à refaire ;
ces eaux n'ont pas encore dit leur dernier mot ;
nous n'en connaissons que les éléments les plus saillants ; mais leur étude, toute incomplète qu'elle est,
nous revèle d'une manière positive l'analogie de ces
eaux avec les eaux des établissements les plus en vogue en France et à l'étranger, et l'importance qu'il y
aurait pour le département des Alpes-Maritimes de
voir se créer un grand établissement thermal à Ber-
thcmont.

La beauté des sites, la connaissance tous les jours
plus complète de l'excellence de ces eaux, leur
quantité rendue plus grande par un captage intelli-
gent, Nice, par sa proximité important peu à peu dans
la montagne, le goût et la nécessité du confort; enfin,
une route carrossable qui, bientôt, rendra ces retraites
accessibles ; voilà certes plus qu'il n'en faut pour
garantir, dans un avenir prochain, la vogue de ces
eaux et la prospérité de l'établissement.

La grande route qui doit relier Nice à Saint-Martin-
de-Lantosque s'arrêtait, l'année dernière, à Roque-

billère ; elle va aujourd'hui jusqu'au Spalliard, deux kilomètres plus loin, c'est-à-dire que les baigneurs, que le courrier transporte deux fois par jour de Nice, en six heures, n'auront plus qu'une demi-heure de chemin à faire, soit à pied, soit à mulet, pour gagner la station thermale. Cette facilité plus grande de communication est un gage de plus pour l'avenir du pays.

Le service des voitures n'est pas irréprochable et aurait grand besoin d'être surveillé do près.

Les chevaux sont bons, les postillons sont honnêtes et conduisent bien ; jamais accident de voiture n'a eu lieu sur cette route, pourtant si accidentée ; — voilà le bon côté de la médaille, en voici le revers :

Les voitures ne sont pas toujours très-propres et l'entreprise, laissée à trop d'arbitraire, pourrait donner lieu à de singulières exagérations. On arrête le courrier pour le départ du matin, et l'on part, bon gré mal gré, par celui de la nuit. Les places sont tarifées et ne peuvent varier ; quant au transport des bagages, dont le prix, à ce qu'il paraît, n'est pas fixé, il atteint souvent des proportions exorbitantes.

Je demande la permission de livrer aux méditations du public et de la police municipale un fait qui m'est personnel.

Au moment où, ma malle chargée, je prenais une place dans le coupé de la voiture Reybaud, le directeur ou, pour être plus exact, la directrice, me pria très-gracieusement de régler ma place. Je remis 20 fr.

6 francs me furent retenus. J'avais une malle dont le poids n'excédait pas 25 kilogr.: c'était donc 3 francs pour moi et 3 francs pour le colis.

Comme je me récriais sur cette assimilation ruineuse, que je voulais voir le tarif et que je faisais mine de descendre, la directrice fit signe au cocher, la voiture partit et mes plaintes, étouffées par le bruit des roues, se mêlèrent aux grelots des chevaux et se perdirent dans les flots de poussière de la route !

La vérité est que cette entreprise sans concurrence fait à peu près ce qu'elle veut, et que l'intérêt des voyageurs commande une surveillance plus active.

CHAPITRE IV

—

GÉOLOGIE — GÉOGRAPHIE BOTANIQUE — EXCURSIONS

§ 1er. — GÉOLOGIE.

La constitution géologique est curieuse et intéressante à noter.

Là route de Nice à Saint-Martin trace ses nombreux lacets au milieu de grandes montagnes, formées par un amas discordant des différentes classes de calcaire. Rien de plus pittoresque et de plus grandiose à la fois que cette route serpentant encaissée tantôt dans de hautes murailles verticales de roches grisâtres, tantôt s'élevant sur les plus hautes cîmes et surplombant presqu'à pic des hauteurs où l'œil épouvanté mesure une profondeur de six à huit cents mètres.

C'est de l'une de ces hauteurs sinistres, à Duranus, que les Barbets, espèce de bandits dans le genre des guérillas espagnols, s'embusquaient pour surprendre et précipiter dans l'abîme les soldats républicains qui traversaient ces affreuses solitudes pour se rendre à l'armée d'Italie ou pour en revenir. Le récit des atrocités commises à cette époque vit à l'état légendaire dans le pays, et personne ne passe à Duranus sans qu'on lui montre le rocher qui, encore aujourd'hui, s'appelle le *Saut de la République*.

Il existe sur tout ce terrain de nombreuses carrières de gyspe crétacé. Leur exploitation donne un plâtre excellent, qui est une richesse pour le pays. Ces carrières de gyspe crétacé se continuent loin et vont, sauf quelques légères interruptions, jusqu'au vallon de la Vigne, un peu en amont de Roquebillère.

Plus loin, à droite de la Vésubie, dans l'ancien pays de Gordolon, entre Lantosque et Roquebillère, le terrain, toujours gypseux-calcaire, est coupé par une bande assez large de grès bigarré, dont l'exploitation facile pourrait fournir à l'industrie de la pierre pour four à pain et meules à aiguiser.

C'est en approchant de Berthemont et à mesure que l'on s'enfonce dans la vallée que le sol bouleversé porte la trace manifeste des nombreux tremblements et soulèvements de terre dont cette contrée a été jadis le théâtre. La terre est profondément remuée et une agglomération énorme de quartz, de schiste rouge et jaune, de lignite, de grès rouge à l'état de poudingue et de fer olégiste micacé, constituent dans un état de broiement complet un des éléments de l'étage infrajurassique du lias.

Dans le vallon du Spalliard, là où sourdent les
eaux sulfureuses, la constitution du terrain reprend
les caractères géognostiques, communs aux terrains
d'où naissent les eaux sulfureuses, et c'est sur un axe
de granit que repose la montagne d'où jaillissent les
sulfureuses thermales de Berthemont.

En creusant à l'endroit d'où sourd la source Saint-
Michel, M. Charles Bergondi a découvert des traces
de calcaire silurien ; il a voulu savoir jusqu'où allaient
ces traces, et les ayant suivi jusqu'aux derniers con-
treforts de la montagne, il rencontra dans le filon un
grand élargissement, qui lui permit d'extraire quelques blocs de ce calcaire silurien ; soumis au travail,
ces blocs ont donné un marbre d'un grain assez poli.

Il y aurait beaucoup à ajouter, pour compléter cet
aperçu géologique tout à fait sommaire ; bornons-
nous à dire, pour le terminer, que l'on trouve, aux
environs des sources, quelques pyrites de cuivre.

§ II. — GÉOGRAPHIE BOTANIQUE

L'homme est le seul être de la création qui soit
cosmopolite ; modifiable à l'infini, il vit sous toutes les
latitudes. Les végétaux, arbres, plantes ou fleurs, vi-
vent par famille dans les contrées qu'ils aiment, dans
les climats qu'ils préfèrent. Tous sont soumis à une
loi d'altitude qui leur impose à tous des limites infran-
chissables.

Les diverses zônes qui couvrent les flancs de nos montagnes, depuis le fond des vallées situées au niveau de la mer, jusqu'aux sommets les plus élevés, représentent la série successive des plantes alpestres. Le savant et le botaniste les recueillent précieusement et s'inclinent avec respect devant l'infinie variété des œuvres de Dieu !

Le botaniste qui voudrait explorer les Alpes-Maritimes aux environs de Berthemont, laisserait derrière lui, jusqu'à Levens, la vigne en pleine culture, et sur les coteaux les mieux exposés, des arbres fruitiers d'une taille remarquable, produisant des fruits savoureux et des oliviers beaux encore, quoique déjà moins vigoureux que ceux de la plaine.

A la hauteur de 1,000 mètres, on entre dans la zône moyenne, dans laquelle est située Berthemont. C'est le pays des châtaigniers. Nulle part il n'en pousse d'aussi beaux. Les arbres fruitiers s'y rencontrent encore, mais ils ne présentent plus cette végétation surabondante que l'on admire dans les régions moins élevées. On commence à rencontrer à cette hauteur moyenne, çà et là, quelques plantes alpestres.

Si on s'élève dans la région montagneuse de 12 à 1300 mètres, on est alors en pleine végétation alpestre : le maïs et le froment ont disparu. L'orge et l'avoine sont seuls cultivés. Les arbres à fruits sont rabougris, presque à l'état sauvage ; le chêne est isolé, le sapin devient commun et l'épicéa *(abiès excelsa)* fait son apparition. On est dans dans la zône des forêts et des prairies alternantes. Dans les forêts, le dôme des sapins séculaires rend leur intérieur impénétrable au soleil, humide et froid. C'est dans ce milieu que naissent les mousses et les lichens qui tapissent les rochers et les branches des arbres. Sur la lisière, au contraire, là où le soleil conserve son effet fécondant, on trouve les larges feuilles du *cacalia alpina*, l'élégante volute des fougères, les belles corolles de la digitale et des *aconits-napels*. A cette région appartient encore une grande variété de plantes officinales regardées comme salutaires pour les hommes et les bestiaux. La gentiane jaune, la pimprenelle, la valériane, le vératre blanc ; mais parmi ces fleurs, les plus belles sont presque toujours les plus redoutables : les magnifiques fleurs de l'aconit blanc et de l'aconit jaune ont plus d'une fois causé des accidents affreux.

Dans cette région, la plus belle de nos Alpes, les bois et les rochers se mêlent aux prairies, et c'est dans leurs riants pâturages que les bergers conduisent leur nombreux troupeaux, lorsque les premiers jours d'été ont fondu les neiges. On trouve dans ces prairies les couronnes dorées de l'*arnica montana* et les élégantes pyramides des *orchys*.

Mais peu à peu en s'élevant encore à une hauteur de 1500 mètres, l'atmosphère est devenue plus froide, et malgré le flétrissement de quelques plantes qui se contractent et se dessèchent sous l'action d'un froid sibérien, on trouve encore à cette hauteur une vé-

gétation magnifique, les fleurs pourpres du rododen-
dron, si justement nommé la rose des Alpes ; et les corolles des renoncules, des anémones et des saxifages
étalent à vos yeux émerveillés leurs riches et riantes
couleurs.

A la hauteur de 1800 mètres et au-delà, la végétation rencontre définitivement sa limite infranchissable;
aucune des plantes qu'on admirait dans les zônes inférieures ne résiste au froid rigoureux qui règne dans
ces régions désolées.

§ 3. — EXCURSIONS.

Par ce qui vient d'être dit, il est facile de com-
prendre l'intérêt qui s'attache à l'exploration des
Alpes-Maritimes. Le naturaliste et le géologue y trouvent à chaque pas un sujet de surprise, d'admira-
tion ou une émotion profonde.

Les touristes qui ne demandent à marcher que
pour marcher, dont l'exercice est le seul but, trouveront à Berthemont de fort belles excursions à faire.
Mais la pénurie des routes rend ces excursions pénibles. Il est bien regrettable que nos montagnes, riches
en sites si riants ou si agrestes, où la nature se montre
si variée dans ses merveilles, ici pleine de grandeur
et de magnificence ; plus loin, mâratre, âpre et sévère,
ne soient pas d'un accès plus facile.

Il faut au naturaliste un grand enthousiasme, àu touriste beaucoup de bonne volonté, et à tous deux d'excellents poumons pour tenter l'ascension du mont Gelas. C'est le point le plus culminant des Alpes-Maritimes, 3,080 mètres. L'œil embrasse de cette hauteur un panorama incomparable : toute la plaine du Piémont jusqu'à Turin et au delà, une grande partie de la Lombardie et de la Méditerranée, avec tous les contours gracieux de la Rivière de Gênes, une grande partie des côtes de France et des départements limitrophes, et dans le lointain quelques-unes des îles jetées dans cette mer intérieure.

L'ascension au col de Notre-Dame des Fenêtres est une de celle que l'on fait le plus volontiers. Il faut trois heures à mulet pour atteindre, à travers un défilé de montagne, ce plateau étroit élevé à 1,908 mètres, qui est dominé lui-même par les hautes sommités des Alpes : une vacherie, une maison médiocre formant auberge, et une chapelle vouée à la Madone-Miraculeuse ne vous dédommageront que médiocrement des fatigues de votre ascension ; mais si vous voulez atteindre le sommet de la montagne, qui est de 2,080 mètres, vous jouirez alors d'une vue moins bornée.

Du courage donc ! encore une heure de marche et vous serez amplement satisfait. Car, en outre du merveilleux panorama qui s'étalera à vos yeux surpris, vous serez charmés de trouver à cette hauteur un tout petit lac gracieux au possible et fameux par l'abondance et la qualité de ses truites.

La pêche dans le lac est réservée au roi d'Italie. Une petite barque élégante et commode, amarrée à la rive, sert aux délassements nautiques, que Sa Majesté remplace bien souvent par l'exercice préféré de la grande chasse dans les belles forêts de Valdieri.

Il y a aux environs bien d'autres explorations à faire qui sont moins fatiguantes. Les touristes vont très-volontiers dans un village situé sur l'extrême frontière, à Valdeblore, ils suivent de là toutes les hauteurs formant la limite de la France et du Piémont, descendent sur le versant opposé pour visiter la forêt royale de Valdieri et peuvent pousser, si le cœur leur en dit, jusqu'à Coni en montant les quatre-vingt-deux lacets du col de Tende.

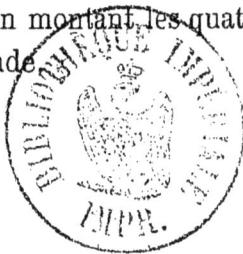